Low Carb,

Kohlenhydrate waren gestern
Diät und Abnehmen

- schlank werden

- fettarme Diät

- wenig Kohlenhydrate

Ich Will - Low Carb

Aus der Serie

66 Rezepte zum Verlieben, Teil 4

Autoren

M. Rockit und L. Müller

Inhalt

Disclaimer-Alle Inhalte dieses Ratgebers/Kochbuches wurden nach bestem Wissen und Gewissen verfasst und nachgeforscht. Allerdings kann keine Gewähr für die Korrektheit, Ausführlichkeit und Vollständigkeit der enthaltenen Informationen gegeben werden. Der Herausgeber haftet für keine nachteiligen Auswirkungen, die in einem direkten oder indirekten Zusammenhang mit den Informationen dieses Ratgebers stehen.

Der Begriff Low-Carb

Low-Carb (von englisch carb, Abkürzung
für carbohydrates ‚Kohlenhydrate')

Die täglichen Mahlzeiten bestehen hauptsächlich aus
Gemüse, Milchprodukten, Fisch und Fleisch,
wobei Fette und Proteine die wegfallenden
Kohlenhydrate ersetzen. Die empfohlene
Energiezufuhr durch Kohlenhydrate, gegenüber einer
typischen westlichen Ernährung mit ca. 50 % Anteil,
schwankt je nach Form der Low-Carb-
Ernährung stark, von der ketogenen Diät, bei der der
Anteil auf theoretisch null reduziert sein kann, bis zu
Formen, welche nur geringe Reduktionen empfehlen.

Quelle: https://de.wikipedia.org/wiki/Low-Carb

Vorwort

Wir haben wieder zwei unserer Besten Autor und Koch für uns gewinnen können. Meinen guten Freund M. Rockit der

66 Rezepte in dieser Herrliche Rezepte Sammlung zusammenzustellen in der Sie sich verlieben werde.

Egal wo man gerade hingeht, **Low-Carb** finden sich überall.

Ob Promi Köche oder Fastfood Keten selbst Food Wagen alle machen mit.

Wie immer gab es für unsrer Autoren nur wenige Auflagen.

Aber jeder soll es Kochen können,

30 Minuten Grenze sollte das Gericht fertig sein.(Fast geschafft)

Es soll geil schmecken

Und zu guter Letzt Ihrer Phantasie und Experimentiere-Freude anregen.

Wie immer viel Spaß und Freude beim Nachkochen.

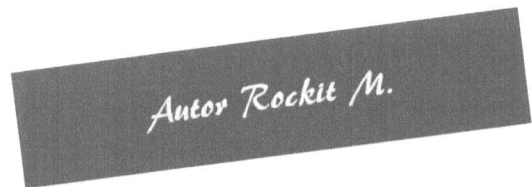

Autor Rockit M.

Hallo Ihr Lieben,

wie immer viel Spaß und Erfolg beim Nachkochen der
Rezepte Sammlung.

Ich bedanke mich bei allen Freunden und Bekannten. Die
mich bei diesem Buch unterstützt haben.
Mit denen ich viel Zeit dank der Leckeren Rezepte
verbringen dürfte

Low Carb Rezepte

Rezept Nr.1- Avocadoaufstrich

Zeit: 8 Minuten

Schwierigkeitsgrad: Sehr einfach

Zutaten:

- ➢ 1 Avocado
- ➢ 2 El Olivenöl
- ➢ Pfeffer
- ➢ Salz
- ➢ 2 Knoblauchzehen
- ➢ ½ Tomate
- ➢ 1 rote Zwiebel
- ➢ Etwas Chilipulver

Zubereitung:

Die Avocado schälen und das Fruchtfleisch herausnehmen. Mit dem Öl und den Gewürzen vermengen. Knoblauchzehen hineinpressen. Tomate und Zwiebel fein hacken und untermengen.

Rezept Nr.2- Hummus

Zeit: 7 Minuten

Schwierigkeitsgrad: Einfach

Zutaten:

- ➤ 2 Knoblauchzehen
- ➤ 350 g Kichererbsen
- ➤ 1 El Tahini
- ➤ 1 Zitrone
- ➤ Pfeffer
- ➤ Salz
- ➤ 1 Schuss Olivenöl

Zubereitung:

Kichererbsen und Tahini in einen Küchenmixer geben und miteinander vermischen. Danach die restlichen Zutaten dazugeben und vermengen lassen.

Rezept Nr.3- Auberginenaufstrich

Zeit: 25 Minuten

Schwierigkeitsgrad: Einfach

Zutaten:

- ➢ 1 Aubergine
- ➢ 3 Knoblauchzehen
- ➢ Pfeffer
- ➢ Salz
- ➢ 1 El Tahini

Zubereitung:

Die Aubergine halbieren und für 20 Minuten bei 200 Grad schmoren lassen. Die Knoblauchzehen mit Alufolie umwickeln und für 10 Minuten im Ofen schmoren lassen. Danach in eine Schüssel geben, die Knoblauchzehen hineinpressen und mit den übrigen Zutaten vermengen.

Rezept Nr.4- Zucchiniaufstrich

Zeit: 25 Minuten

Schwierigkeitsgrad: Einfach

Zutaten:

- ➢ Pfeffer
- ➢ Öl
- ➢ Salz
- ➢ Zitronensaft
- ➢ 200 g Zucchini
- ➢ 100 g Melanzani
- ➢ 100 ml Schlagobers
- ➢ 100 ml Brühe
- ➢ 10 g Haselnusskerne
- ➢ Etwas Koriander
- ➢ 2 Knoblauchzehen
- ➢ Etwas Petersilie

Zubereitung:

Die Knoblauchzehen mit dem Gemüse fein hacken. Kräuter ebenfalls in mundgerechte Stücke zerhacken. Gemüse mit dem Knoblauch andünsten und danach mit der Brühe ablöschen. Gewürze und Kräuter dazugeben und für 14 Minuten einköcheln lassen. Zum Schluss den Schlagobers und die Haselnüsse unterrühren.

Rezept Nr.5- Radieschen- Salat

Zeit: 10 Minuten

Schwierigkeitsgrad: Einfach

Zutaten:

- ➢ 100 g Radieschen
- ➢ Dill
- ➢ Petersilie
- ➢ Koriander
- ➢ Ein paar Haselnüsse
- ➢ Pfeffer
- ➢ Salz
- ➢ Zitronensaft
- ➢ 100 g Joghurt

Zubereitung:

Die Radieschen waschen, halbieren und danach in viertel Stückchen teilen. Kräuter fein hacken und mit den übrigen Zutaten zu einer Soße vermengen. Die Soße mit dem Radieschen gut vermischen.

Rezept Nr.6- Rühreier aus Tofu

Zeit: 12 Minuten

Schwierigkeitsgrad: Einfach

Zutaten:

- 150 g Tofu
- 1-2 El Kartoffelstärke
- 100 ml Wasser
- Knoblauchpulver
- Paprikapulver
- Kurkuma
- Ras El-Hanout
- Harissa
- Olivenöl
- Pfeffer
- Salz

Zubereitung:

Tofu gut mit einem Küchenpapier abtrocknen und danach in kleine Würfel schneiden. Danach in eine Pfanne geben und mit einer Gabel zerdrücken. Öl hinzugeben und für 2 Minuten auf mittlerer Stufe rösten. Anschließend die trockenen Zutaten mit den 100 ml Wasser in die Pfanne geben und 10 Minuten einköcheln lassen.

Rezept Nr.7- Einfaches Omelette

Zeit: 12 Minuten

Schwierigkeitsgrad: Einfach

Zutaten:

- 2 Eier
- 1 Paprika
- Olivenöl
- Pfeffer
- Salz
- Dill
- Petersilie
- Paprikagewürze
- 1 rote Zwiebel

Zubereitung:

Paprika waschen und in kleine Viertel schneiden. Rote Zwiebel fein hacken. Zwiebel in der Pfanne andünsten und danach die Eier aufschlagen und dazu geben. Paprikawürfel hinzufügen und gut andünsten. Alle Gewürze darüber streuen. Mit den Kräutern abrunden.

Rezept Nr.8- Low Carb Pancakes

Zeit: 12 Minuten

Schwierigkeitsgrad: Einfach

Zutaten:

> 2 Bananen
> 1 Ei
> 1 Tl Stärke
> 1 Tl Erdnussmus
> Öl

Zubereitung:

Alle Zutaten bis auf das Öl in einen Mixer geben und zu einer homogenen Masse pürieren. Danach die Pfanne mit Öl erhitzen und die Pancakes von beiden Seiten gut anbraten.

Rezept Nr.9- Tomatenaufstrich

Zeit: 12 Minuten

Schwierigkeitsgrad: Einfach

Zutaten:

- ➢ Pfeffer
- ➢ Salz
- ➢ 100 g Tomaten
- ➢ 150 g Tofu
- ➢ 1 rote Zwiebel
- ➢ 1 Tl Tomatenmark
- ➢ 1 Knoblauchzehe
- ➢ Etwas Oregano
- ➢ Gewürze nach Wahl
- ➢ Kräuter nach Wahl

Zubereitung:

Tofu mit der Zwiebel und Knoblauchzehe fein hacken und für 2 Minuten in der Pfanne anrösten. Danach mit den restlichen Zutaten in einen Mixer geben und gut pürieren.

Rezept Nr.10- Low Carb Aufstrich mit Radieschen

Zeit: 13 Minuten

Schwierigkeitsgrad: Einfach

Zutaten:

- Pfeffer
- Zitronensaft
- Meersalz
- 10 Radieschen
- 1 Schuss Essig
- ¾ Becher Joghurt
- Etwas Kresse
- 3 El Sauerrahm
- Olivenöl
- Etwas Schnittlauch
- 1 El Vogelmiere

Zubereitung:

Die Radieschen gut waschen und danach in Scheiben schneiden. Vogelmiere mit dem Schnittlauch ebenfalls klein schneiden. Danach alles in eine Schüssel geben und miteinander vermischen. Bei Bedarf mit einem Stabmixer nachhelfen.

Rezept Nr.11- Vegane Low Carb Nuggets

Zeit: 25 Minuten

Schwierigkeitsgrad: Einfach

Zutaten:

- ➢ 200 g Tofu
- ➢ Mais-Müsli-Cerealien
- ➢ Sojacreme
- ➢ Etwas Maismehl
- ➢ Pfeffer
- ➢ Salz
- ➢ Paprikapulver
- ➢ Knoblauchpulver
- ➢ Chilipulver

Zubereitung:

Das Mehl, die Creme und das Müsli jeweils in 3 verschiedene Soßen geben. Danach den Tofu abtrocknen und in viereckige Blöcke schneiden. Gewürze zu dem Müsli geben und damit vermischen. Die Blöcke zuerst in die Sojacreme, danach in das Mehl, wieder in die Sojacreme und zum Schluss in die Müslis tupfen. Auf ein Backblech auslegen und bei 200 Grad für 20 Minuten schmoren lassen.

Rezept Nr.12- Walnuss-Pesto

Zeit: 10 Minuten

Schwierigkeitsgrad: Einfach

Zutaten:

- ➢ Pfeffer
- ➢ Salz
- ➢ 100 g Rucola
- ➢ 50 g Walnüsse
- ➢ 2 Knoblauchzehen
- ➢ 60 ml Öl

Zubereitung:

Das Rucola gründlich waschen und danach trocken schleudern. Danach alle Zutaten in einen Mixer geben und mindestens für 5 Minuten fein mixen.

Rezept Nr.13- Low Carb Aufstrich mit Tofu

Zeit: 8 Minuten

Schwierigkeitsgrad: Sehr einfach

Zutaten:

> ➢ Pfeffer
> ➢ Salz
> ➢ 180 g Tofu
> ➢ Etwas Olivenöl
> ➢ 3 El Zitronensaft

Zubereitung:

Den Tofu zuerst mit dem Pürierstab gleichmäßig mixen. Danach die restlichen Zutaten hinzufügen und fein pürieren.

Rezept Nr.14- Gemüseteller mit Hummus (Perfekt zum Snacken für Zwischendurch)

Zeit: 11 Minuten

Schwierigkeitsgrad: Einfach

Zutaten:

> - 400 g Kichererbsen
> - 1 Limette
> - 2 Knoblauchzehen
> - 1 El Tahini
> - 2 El Olivenöl
> - Pfeffer
> - Salz
> - ½ Paprika
> - 1 Karotte
> - ½ Gurke

Zubereitung:

Alle Zutaten bis auf das Gemüse in einen Mixer geben und miteinander vermengen. Mindestens für 5 Minuten mixen. In der Zwischenzeit die Karotte und die Paprika waschen und in kleine Stifte schneiden. Gurke ebenfalls putzen und in Scheiben schneiden. Gemeinsam mit dem Hummus anrichten.

Rezept Nr.15- Rote Bohnencreme

Zeit: 8 Minuten

Schwierigkeitsgrad: Einfach

Zutaten:

- ➢ Pfeffer
- ➢ Salz
- ➢ 1 Dose mit roten Bohnen
- ➢ ½ Zwiebel
- ➢ 1 Tl Gemüsebrühe
- ➢ 2 Knoblauchzehen
- ➢ 2 El Öl

Zubereitung:

Knoblauch und Zwiebel fein hacken und kurz in der Pfanne andünsten. Danach die Bohnen abtropfen lassen und mit allen Zutaten im Mixer pürieren.

Rezept Nr.16- Bärlauch-Butter

Zeit: 12 Minuten

Schwierigkeitsgrad: Einfach

Zutaten:

- ➢ Pfeffer
- ➢ Meersalz
- ➢ 1 Tl Currypulver
- ➢ 80 g Butter
- ➢ 25 g Bärlauch
- ➢ Etwas Zitronensaft

Zubereitung:

Den Bärlauch waschen und abtrocknen. Die Butter mit den anderen Zutaten in einer Schüssel glatt rühren. Bärlauch untermengen und danach für 1 Stunde im Kühlschrank kalt stellen.

Rezept Nr.17- Würziger Feta-Aufstrich

Zeit: 14 Minuten

Schwierigkeitsgrad: Einfach

Zutaten:

- ➢ 100 g Feta
- ➢ 1 Schuss Olivenöl
- ➢ Pfeffer
- ➢ Zitronensaft
- ➢ Meersalz
- ➢ 1 Knoblauchzehe
- ➢ 1 Ei
- ➢ 20 grüne Oliven

Zubereitung:

Das Ei für 10 Minuten hart kochen und währenddessen die anderen Zutaten grob hacken. Nach 10 Minuten das Ei über kaltes Wasser stellen und danach pellen. Anschließend alle Zutaten in einen Mixer geben und miteinander pürieren.

Rezept Nr.18- Kräuteraufstrich mit Knoblauchnote

Zeit: 8 Minuten

Schwierigkeitsgrad: Einfach

Zutaten:

- ➤ Pfeffer
- ➤ 1 Schuss Zitronensaft
- ➤ Meersalz
- ➤ 1 Knoblauchzehe
- ➤ Etwas Petersilie
- ➤ 80 g Magerquark
- ➤ 40 ml Joghurt
- ➤ 80 g Frischkäse
- ➤ 2 g Kürbiskernmehl
- ➤ Etwas Schnittlauch

Zubereitung:

Die Kräuter gut waschen und fein hacken. Danach alle Zutaten in eine Schüssel geben und miteinander vermengen.

Rezept Nr.19- Veganer Kräuterdip

Zeit: 8 Minuten

Schwierigkeitsgrad: Einfach

Zutaten:

- 150 g Soja-Quark
- 50 g Soja-Joghurt
- Zitrone
- Pfeffer
- Salz
- Knoblauchzehen
- Schnittlauch
- Dill
- Petersilie

Zubereitung:

Quark und Joghurt in einer Schüssel miteinander vermischen. Knoblauchzehen hineinpressen und Gewürze untermengen. Die Kräuter waschen, fein hacken und dazu mischen.

Rezept Nr.20- Low Carb Pilzaufstrich

Zeit: 9 Minuten

Schwierigkeitsgrad: Einfach

Zutaten:

- ➤ 1 Tl Kokosöl
- ➤ Pfeffer
- ➤ Salz
- ➤ 100 g Champignons
- ➤ 250 g Magerquark
- ➤ Petersilien

Zubereitung:

Die Pilze in gleich große Scheiben schneiden und in der Pfanne anrösten. Danach mit den anderen Zutaten in einer Schüssel vermischen.

Rezept Nr.21- Low Carb Blumenkohlaufstrich

Zeit: 20 Minuten

Schwierigkeitsgrad: Einfach

Zutaten:

- ➢ Pfeffer
- ➢ 250 g Blumenkohl
- ➢ Meersalz
- ➢ 80 g Frischkäse
- ➢ Etwas Muskatnuss
- ➢ 1 Knoblauchzehe
- ➢ 1 Ei
- ➢ Currypulver

Zubereitung:

Blumenkohl in Röschen unterteilen und danach für 15 Minuten gar kochen. In der Zwischenzeit auch das Ei gar kochen. Danach alles in ein hohes Gefäß geben und mit einem Mixstab pürieren.

Rezept Nr.22- Hummus mit Süßkartoffeln

Zeit: 25 Minuten

Schwierigkeitsgrad: Einfach

Zutaten:

- 200 g Kichererbsen
- 1 El Tahini
- 100 g Süßkartoffeln
- 2 Knoblauchzehen
- Pfeffer
- Salz
- Etwas Zitronensaft
- 1 Schuss Olivenöl

Zubereitung:

Die Süßkartoffel in kleine Viertel unterteilen und danach bei 200 Grad für 15 Minuten im Ofen backen. In der Zwischenzeit alle anderen Zutaten in einen Küchenmixer geben und gut miteinander pürieren. Nach der Backzeit die Kartoffeln noch 5 Minuten abkühlen lassen und danach ebenfalls in den Mixer geben und mit dem Hummus pürieren.

Rezept Nr.23- Mandelcreme

Zeit: 7 Minuten

Schwierigkeitsgrad: Einfach

Zutaten:

- ➢ 50 ml Kokosöl
- ➢ 80 g Mandeln
- ➢ 120 ml Wasser

Zubereitung:

Die Mandeln am besten über Nacht in Wasser einweichen. Am nächsten Morgen einfach mit den restlichen Zutaten in den Mixer geben und pürieren.

Rezept Nr.24- Low Carb Aufstrich mit Süßlupinen

Zeit: 7 Minuten

Schwierigkeitsgrad: Einfach

Zutaten:

- Pfeffer
- Salz
- ¼ Zwiebel
- 3 Tl Ajvar
- 50 g Süßlupinen
- Petersilie
- 5 cm Zucchini
- 1 Knoblauchzehe

Zubereitung:

Zwiebel und Knoblauch gemeinsam fein hacken. Petersilie und Zucchini fein hacken und danach alle Zutaten in einer Schüssel vermengen.

Rezept Nr.25- Thunfischcreme

Zeit: 10 Minuten

Schwierigkeitsgrad: Einfach

Zutaten:

- ➢ Pfeffer
- ➢ Meersalz
- ➢ 250 g Thunfisch
- ➢ ½ Bund Schnittlauch
- ➢ 100 g Frischkäse
- ➢ ¼ El Maismehl
- ➢ 2 El Olivenöl

Zubereitung:

Den Thunfisch zuerst gut abtropfen lassen. Danach mit dem Olivenöl gemeinsam pürieren. Restliche Zutaten dazugeben und solange pürieren bis eine homogene Masse entstanden ist.

Rezept Nr.26- Obatzter

Zeit: 18 Minuten

Schwierigkeitsgrad: Einfach

Zutaten:

- Pfeffer
- Salz
- Paprikapulver
- ½ Packung Frischkäse
- ½ Packung Camembert
- ½ Packung Packung Limburger
- ½ Packung Brie
- 2 El Quark
- ½ Zwiebel
- 30 g Butter
- ½ Packung Stinkekäse

Zubereitung:

Die Zwiebel fein hacken und danach alle Käsesorten in kleine Würfel verarbeiten. Danach die Käsesorten mit dem Frischkäse und der Butter in einem Mixer pürieren. Restliche Zutaten hinzufügen und untermengen und mindestens 2 Stunden im Kühlschrank ziehen lassen.

Rezept Nr.27- Low Carb Mayonnaise

Zeit: 7 Minuten

Schwierigkeitsgrad: Einfach

Zutaten:

- ➤ Pfeffer
- ➤ Zitronensaft
- ➤ Meersalz
- ➤ 80 ml Olivenöl
- ➤ 1 Tl Senf
- ➤ 1 Ei

Zubereitung:

Alle Zutaten in ein hohes Gefäß geben und mit einem Mixstab pürieren bis eine gleichmäßige Masse entsteht.

Rezept Nr.28- Tzatziki, aber Low Carb

Zeit: 20 Minuten

Schwierigkeitsgrad: Einfach

Zutaten:

- Pfeffer
- Meersalz
- Zitronensaft
- 200 g Quark
- ½ Gurke
- 150 ml saure Sahne
- ½ rote Zwiebel
- 5 El Olivenöl
- Kräuter
- ½ Frühlingszwiebel
- 150 g griechischer Joghurt

Zubereitung:

Beide Zwiebelsorten fein hacken. Die Gurke waschen und danach in dünne Scheiben hobeln. Den Joghurt mit dem Quark und der Sahne verrühren und das Öl und die Gewürze hinzugeben. Zwiebel untermengen. Kräuter fein hacken und dazu geben. Danach die Gurkenscheiben dazu geben und mit etwas Zitronensaft abrunden.

Rezept Nr.29- Lachscreme

Zeit: 5 Minuten

Schwierigkeitsgrad: Sehr einfach

Zutaten:

> 100 g geräucherter Lachs
> Pfeffer
> Zitronensaft
> Meersalz
> 1 El Olivenöl
> 80 g Frischkäse
> Etwas Rucola

Zubereitung:

Rucola waschen und danach fein hacken. Anschließend alle Zutaten in einen Multizerkleinerer geben und so gut wie möglich zu einer gleichmäßigen Masse verarbeiten.

Rezept Nr.30- Low Carb Zucchini Suppe

Zeit: 28 Minuten

Schwierigkeitsgrad: Einfach

Zutaten:

- Pfeffer
- Zitronensaft
- Meersalz
- ½ Stück Gemüsebrühwürfel
- 1 Tl Weißwein
- 1 Zucchini
- ½ Becher Creme fraiche
- 30 g geriebener Käse
- Etwas Muskat

Zubereitung:

Die harten Enden der Zucchini entfernen und danach in kleine Würfel schnippeln. Danach für 10 Minuten in Wasser gar kochen. Die restlichen Zutaten in den Topf geben und für 10 Minuten aufköcheln lassen.

Rezept Nr.31- Schneller Beilagensalat

Zeit: 6 Minuten

Schwierigkeitsgrad: Einfach

Zutaten:

- ➢ 1 Tomate
- ➢ 1 rote Zwiebel
- ➢ ½ Gurke
- ➢ Olivenöl
- ➢ 1 Schuss
- ➢ ½ Limette
- ➢ Dill
- ➢ Pfeffer
- ➢ Salz

Zubereitung:

Strunk der Tomate entfernen und in Würfel schneiden. Zwiebel fein hacken. Harte Enden der Gurke abschneiden und danach in kleine Würfel schnippeln. Die restlichen Zutaten zu einer Soße zubereiten und über die Zutaten gießen.

Rezept Nr.32- Sommerlicher Zucchinisalat

Zeit: 12 Minuten

Schwierigkeitsgrad: Einfach

Zutaten:

- ➢ 1 Prise Salz
- ➢ Olivenöl
- ➢ 1 Zucchini
- ➢ 80 g Erdbeeren
- ➢ ⅔ Kerbel
- ➢ 1-2 El Cidre

Zubereitung:

Zucchini halbieren und danach in dünne Scheiben hobeln. Erdbeeren waschen, halbieren und danach in Scheiben verarbeiten. Zucchinischeiben für 2 Minuten in Salzwasser blanchieren. Beide Zutaten auf einem Teller anrichten und die übrigen Zutaten zu einem Dressing verarbeiten. Dressing über den Salat gießen.

Rezept Nr.33- Spinat-Vorspeise mit Quark

Zeit: 13 Minuten

Schwierigkeitsgrad: Einfach

Zutaten:

- ➤ Pfeffer
- ➤ Olivenöl
- ➤ Meersalz
- ➤ 150 g Spinat
- ➤ 70 g Joghurt
- ➤ 30 g Quark
- ➤ Dill
- ➤ Zitronensaft
- ➤ 1 rote Zwiebel

Zubereitung:

Zwiebel fein hacken und mit dem Spinat für 5 Minuten in der Pfanne andünsten. Alle Gewürze hinzugeben. Aus den übrigen Zutaten ein Dip zubereiten und auf den Spinat geben.

Rezept Nr.34- Low Carb Kürbiscremesuppe

Zeit: 40 Minuten

Schwierigkeitsgrad: Einfach

Zutaten:

- ➢ Pfeffer
- ➢ Olivenöl
- ➢ Meersalz
- ➢ ½ Kürbis
- ➢ 60 g Porree
- ➢ 60 g Möhren
- ➢ 60 g Sellerie
- ➢ 500 ml Brühe

Zubereitung:

Den Kürbis schälen und das Fruchtfleisch herausschneiden und fein hacken. Das restliche Gemüse ebenfalls waschen und klein schnippeln. Öl in einem Topf erhitzen und das Gemüse darin für 5 Minuten anschwitzen. Danach gut würzen. Mit der Brühe ablöschen und für 20 Minuten einköcheln lassen. Danach mit einem Mixstab pürieren und mit Salz abschmecken.

Rezept Nr.35- Low Carb Zucchini-Nudeln

Zeit: 15 Minuten

Schwierigkeitsgrad: Einfach

Zutaten:

- ➢ 1 Zucchini
- ➢ 1 Dose gestückelte Tomaten
- ➢ Pfeffer
- ➢ Öl
- ➢ Salz
- ➢ 1 rote Zwiebel
- ➢ 1 Knoblauchzehe
- ➢ Paprikapulver
- ➢ 1 El Tomatenmark
- ➢ Petersilie

Zubereitung:

Die Enden der Zucchini abschneiden und danach mit Hilfe von einem Spiralschneider in Nudelform bringen. Zwiebel und Knoblauch fein hacken und in der Pfanne anrösten. Nach 5 Minuten mit den Tomaten ablöschen und Tomatenmark und Gewürze untermischen. Nach 10 Minuten als Soße über die Nudeln geben und mit Petersilie abrunden.

Rezept Nr.36- Low Carb Kichererbsen-Masala

Zeit: 25 Minuten

Schwierigkeitsgrad: Einfach

Zutaten:

- ➢ 1 große Zwiebeln
- ➢ 3 Knoblauchzehen
- ➢ 1 Dose gestückelte Tomaten
- ➢ 1 Dose Kichererbsen
- ➢ 1 El Harissa
- ➢ Pfeffer
- ➢ Salz
- ➢ Kurkuma
- ➢ Paprikapulver
- ➢ Knoblauchpulver
- ➢ Chilipulver
- ➢ Petersilien

Zubereitung:

Die Kichererbsen gut abtropfen lassen. Knoblauch und Zwiebel fein schnippeln und in der Pfanne 5 Minuten goldbraun rösten. Gewürze hinzufügen und die Kichererbsen dazu geben. Nach 5 Minuten mit den Tomaten ablöschen und die restlichen Zutaten untermischen. Für 15 Minuten gut einköcheln lassen.

Rezept Nr.37- Low Carb Erbsensuppe

Zeit: 30 Minuten

Schwierigkeitsgrad: Einfach

Zutaten:

> Pfeffer
> Salz
> 3 Kartoffeln
> ½ Stange Lauch
> 30 g Karotten
> 300 g grüne Erbsen
> Kräuter nach Wahl
> Paprikapulver
> Knoblauchpulver
> 1 Suppenwürfel
> 500 ml Wasser

Zubereitung:

Das Gemüse waschen und in mundgerechte Stücke würfeln. Kartoffeln ebenfalls waschen und in kleine Stücke schneiden. Kartoffeln für 5 Minuten andünsten lassen und wieder herausholen. Suppenwürfel mit dem Wasser in einen Topf geben und die Erbsen und das Gemüse darin 30 Minuten köcheln lassen. Danach die restlichen Zutaten hinzufügen, 5 Minuten köcheln lassen und mit einem Mixstab pürieren.

Rezept Nr.38- Low Carb israelisches Nationalgericht

Zeit: 28 Minuten

Schwierigkeitsgrad: Einfach

Zutaten:

- ➢ 1 große rote Zwiebel
- ➢ Öl
- ➢ 2 Knoblauchzehen
- ➢ 1 Dose gestückelte Tomaten
- ➢ 1 Paprika
- ➢ 1 Chilischote
- ➢ 4 Eier
- ➢ Petersilie
- ➢ Harissa
- ➢ Paprikapulver
- ➢ Kurkuma
- ➢ Ras El-Hanout
- ➢ Knoblauchpulver

Zubereitung:

Zwiebel mit dem Knoblauch klein schnippeln. Paprika putzen und in kleine Würfel schneiden. Alle 3 Zutaten in der Pfanne für 5 Minuten andünsten. Danach mit den Tomaten ablöschen und für 15 Minuten einköcheln lassen. Währenddessen Harissa und die anderen Gewürze dazu geben. 4 Mulden bilden und die Eier darein schlagen. Für 5 Minuten köcheln lassen und mit Petersilie abrunden.

Rezept Nr.39- Low Carb Tomatensuppe

Zeit: 35 Minuten

Schwierigkeitsgrad: Einfach

Zutaten:

- ➢ Pfeffer
- ➢ Petersilie
- ➢ Meersalz
- ➢ 1 Dose Tomaten
- ➢ 100 ml Weißwein
- ➢ Etwas Thymian
- ➢ 2 Nelken
- ➢ 1 Lorbeerblatt
- ➢ ½ Becher Schlagobers
- ➢ ½ Zitrone
- ➢ 100 ml Wasser

Zubereitung:

Die Dose mit den Tomaten und das Wasser in einen Topf geben und einköcheln lassen. Die Gewürze hinzufügen und Lorbeerblätter und Nelken hinzufügen. 30 Minuten köcheln lassen und die Nelken und Lorbeerblätter herausholen. Die restlichen Zutaten einrühren und mit einem Mixstab verfeinern.

Rezept Nr.40- Low Carb Spinatsuppe

Zeit: 25 Minuten

Schwierigkeitsgrad: Einfach

Zutaten:

- ➢ Pfeffer
- ➢ 1 rote Zwiebel
- ➢ Meersalz
- ➢ 90 g Spinat
- ➢ 1 Becher Schlagobers
- ➢ 1 El Butter
- ➢ 400 ml Gemüsebrühe

Zubereitung:

Spinat putzen und mit etwas Brühe pürieren. Zwiebel fein hacken und mit der Butter im Topf anschwitzen lassen. Die restlichen Zutaten hinzufügen und für 20 Minuten einköcheln lassen.

Rezept Nr.41- Süßkartoffel-Suppe

Zeit: 30 Minuten

Schwierigkeitsgrad: Einfach

Zutaten:

- Pfeffer
- Salz
- 1 Zwiebel
- 20 g Butter
- 200 ml Schlagobers
- 700 g Süßkartoffeln
- 700 ml Gemüsebrühe
- 1 Birne

Zubereitung:

Birne und Süßkartoffel putzen und in kleine Stücke schneiden. Zwiebel fein hacken und mit der Butter 5 Minuten im Topf anschwitzen. Danach die Kartoffeln und Birne dazu geben und mit der Brühe ablöschen. 20 Minuten köcheln lassen, mit dem Mixstab pürieren und mit dem Schlagobers vermengen.

Rezept Nr.42- Traditionelle spanische Suppe

Zeit: 10 Minuten

Schwierigkeitsgrad: Einfach

Zutaten:

- ➢ Pfeffer
- ➢ Meersalz
- ➢ 1 Gurke
- ➢ 4 Tomaten
- ➢ ½ Staudensellerie
- ➢ Etwas Zitronensaft
- ➢ 1 Schalotte

Zubereitung:

Tomaten waschen und in grobe Stücke schneiden. Das restliche Gemüse ebenfalls putzen und klein schneiden. Alle Zutaten in einen Mixer geben und mit Zitronensaft und den Gewürzen vermengen. Die Suppe wird normalerweise kalt genossen.

Rezept Nr.43- Low Carb Blumenkohl-Curry

Zeit: 30 Minuten

Schwierigkeitsgrad: Einfach

Zutaten:

- ➢ 2 rote Zwiebeln
- ➢ 1 Knoblauchzehe
- ➢ 150 g Blumenkohl
- ➢ 1 Dose Kokosmilch
- ➢ 1 El gelbe Currypaste
- ➢ Harissa
- ➢ Currypulver
- ➢ Pfeffer
- ➢ Salz
- ➢ Paprikapulver
- ➢ 1 Tl Sojasoße
- ➢ Knoblauchpulver
- ➢ 1 Tl Agavendicksaft

Zubereitung:

Knoblauch und Zwiebeln fein hacken. Den Blumenkohl in Röschen teilen und für 10 Minuten bei 220 Grad im Ofen aufwärmen. Zwiebel- und Knoblauchstücke in der Pfanne anrösten. Nach 10 Minuten den Blumenkohl hinzufügen und gut würzen. Mit der Kokosmilch ablöschen und die restlichen Zutaten einrühren. Bei mittlerer Hitze für 10 Minuten einköcheln lassen.

Rezept Nr.44- Low Carb Spargel-Suppe

Zeit: 50 Minuten

Schwierigkeitsgrad: Einfach

Zutaten:

- ➢ Pfeffer
- ➢ 1 Zwiebel
- ➢ Meersalz
- ➢ 2 El Butter
- ➢ 400 g Spargel
- ➢ 500 ml Suppe
- ➢ ½ Becher Schlagobers

Zubereitung:

Zwiebel fein hacken und mit der Butter im Topf für 5 Minuten anschwitzen. Spargel waschen und klein schneiden. Mit der Suppe in den Topf geben und für 40 Minuten köcheln lassen. Zum Schluss Schlagobers und die restlichen Zutaten hinzufügen und mit einem Mixstab pürieren.

Rezept Nr.45- Low Carb Sellerie-Suppe

Zeit: 40 Minuten

Schwierigkeitsgrad: Einfach

Zutaten:

> - 1 Zwiebel
> - Pfeffer
> - Öl
> - 1 Tl Mehl
> - Pfeffer
> - 1 Stück Sellerie
> - 300 ml Brühe
> - ½ Becher Schlagobers

Zubereitung:

Die Zwiebel fein hacken und mit Öl im Topf anrösten. Danach mit Mehl bestäuben und Sellerie klein schneiden und dazu geben. Topf mit der Brühe ablöschen und für 30 Minuten köcheln lassen. Schlagobers und die übrigen Zutaten einrühren und mit einem Mixstab verfeinern.

Rezept Nr.46- Low Carb Avocadosuppe

Zeit: 15 Minuten

Schwierigkeitsgrad: Einfach

Zutaten:

- Pfeffer
- Salz
- 1 Avocado
- 2 El Sherry
- 300 ml Suppe
- 20 g Frischkäse
- Zitronensaft

Zubereitung:

Die Avocado schälen und das Fruchtfleisch in mundgerechte Stücke schneiden. Die Brühe mit dem Käse aufkochen lassen. Die restlichen Zutaten hinzufügen, 10 Minuten köcheln lassen und mit einem Mixstab pürieren.

Rezept Nr.47- Pochierte Eier in Avocado

Zeit: 17 Minuten

Schwierigkeitsgrad: Einfach

Zutaten:

- ➢ 2 Eier
- ➢ 1 Avocado
- ➢ Pfeffer
- ➢ Salz
- ➢ Petersilie
- ➢ Dill
- ➢ Zitronensaft
- ➢ Paprikapulver

Zubereitung:

Die Avocado halbieren und etwas von dem Fruchtfleisch ausschaben. Jeweils 1 Ei in eine Avocadohälfte geben und gut würzen. Bei 220 Grad im Ofen für 10 Minuten schmoren lassen und danach mit Gewürzen abrunden.

Rezept Nr.48- Low Carb Petersiliensuppe

Zeit: 20 Minuten

Schwierigkeitsgrad: Einfach

Zutaten:

- ➤ Pfeffer
- ➤ Zitronensaft
- ➤ Salz
- ➤ 100 g Süßkartoffeln
- ➤ 300 ml Brühe
- ➤ 3 Stück Petersilienwurzeln
- ➤ 100 ml Milch
- ➤ 1 Zwiebel
- ➤ Etwas Öl

Zubereitung:

Die Zwiebel fein hacken und für wenige Minuten im Topf anschwitzen. Petersilie fein hacken und Süßkartoffeln in mundgerechte Würfel schnippeln. Alle Zutaten bis auf die Milch in den Topf geben und für 20 Minuten köcheln lassen. Danach die Milch unterrühren und mit einem Mixstab pürieren.

Rezept Nr.49- Gemüsesuppe mit Dinkelgrieß

Zeit: 22 Minuten

Schwierigkeitsgrad: Einfach

Zutaten:

- ➢ Pfeffer
- ➢ Meersalz
- ➢ 120 g Karotten
- ➢ 300 ml Brühe
- ➢ 50 g Dinkelgrieß
- ➢ 50 g Zwiebeln
- ➢ ½ Bund Schnittlauch
- ➢ Öl

Zubereitung:

Die Zwiebel fein hacken und mit Öl in dem Topf anschwitzen. Karotten klein schneiden und hinzufügen. Danach den Grieß in den Topf geben. Die restlichen Zutaten hinzufügen und für 20 Minuten weichkochen.

Rezept Nr.50- Low Carb Zucchinilaibchen

Zeit: 14 Minuten

Schwierigkeitsgrad: Einfach

Zutaten:

> Pfeffer
> Öl
> Meersalz
> 400 g Zucchinis
> 1 Zwiebel
> 60 g geriebener Käse
> 2 Eier
> Zitronensaft
> 2 El Mandelmehl

Zubereitung:

Die Zucchinis putzen und danach in dünne Scheiben reiben. Zitronensaft und Salz darüber geben und für 20 Minuten ziehen lassen. Zwiebel fein hacken und mit den restlichen Zutaten in einer Schüssel vermengen. Passende Laibchen formen und in der Pfanne ausbraten.

Rezept Nr.51- Gefüllte Aubergine

Zeit: 25 Minuten

Schwierigkeitsgrad: Einfach

Zutaten:

- ➢ 1 rote Zwiebel
- ➢ 1 Aubergine
- ➢ 200 g gestückelte Tomaten
- ➢ 1 Paprika
- ➢ 30 g Quinoa
- ➢ 2 Knoblauchzehen
- ➢ Petersilie
- ➢ Pfeffer
- ➢ Salz
- ➢ Paprikapulver
- ➢ Knoblauchpulver

Zubereitung:

Die Aubergine halbieren und das Fruchtfleisch aushöhlen. Zwiebel und Knoblauch fein hacken und in der Pfanne anrösten. Paprika klein würfeln und hinzufügen. Quinoa aufkochen und sobald er fertig ist ebenfalls in die Pfanne geben. Mit den gestückelten Tomaten ablöschen und mit allen Gewürzen abschmecken. Danach die Auberginen damit befüllen und bei 220 Grad im Ofen für 10 Minuten schmoren lassen.

Rezept Nr.52- Low Carb mexikanische Bowl

Zeit: 25 Minuten

Schwierigkeitsgrad: Einfach

Zutaten:

- ½ Dose Kidneybohnen
- ½ Dose schwarze Bohnen ohne Soße
- ¼ Dose Mais
- 1 rote Zwiebel
- 1 Knoblauchzehe
- 40 g Quinoa
- Öl
- Pfeffer
- Salz
- 1 Dose gestückelte Tomaten
- ⅓ Paprika
- Harissa
- Chilipulver
- Knoblauchpulver
- Paprikapulver

Zubereitung:

Die ganzen Bohnen und den Mais abtropfen lassen. Paprika in mundgerechte Würfel schneiden und Knoblauch und Zwiebel fein hacken. Alle 3 Zutaten in der Pfanne anrösten. Quinoa für 15 Minuten mit der doppelten Menge Wasser in einem separaten Topf köcheln. Danach die Bohnen in die Pfanne geben und mit den gestückelten Tomaten ablöschen. Für 10 Minuten einköcheln lassen und alle Gewürze hinzufügen. Anschließend den Quinoa untermischen.

Rezept Nr.53- Avocadosalat mit Lachs

Zeit: 12 Minuten

Schwierigkeitsgrad: Einfach

Zutaten:

- ➤ 1 Avocado
- ➤ 120 g Rucola
- ➤ 1 rote Zwiebel
- ➤ ½ rote Paprika
- ➤ 50 g Lachs
- ➤ Avocadoöl
- ➤ Pfeffer
- ➤ Salz
- ➤ Zitronensaft
- ➤ 1 Schuss Essig

Zubereitung:

Avocado schälen, das Fruchtfleisch entnehmen und in passende Scheiben schneiden. Rucola waschen und in eine Schüssel geben. Rote Zwiebel fein hacken und in die Schüssel geben. Paprika in Würfel schnippeln und zum Salat geben. Danach die Avocadoscheiben hinzufügen und aus den restlichen Zutaten ein Dressing zubereiten und über den Salat gießen.

Rezept Nr.54- Low Carb Tomatenteller mit Mozzarella

Zeit: 12 Minuten

Schwierigkeitsgrad: Einfach

Zutaten:

- ➤ 3 feste Tomaten
- ➤ ¼ Kugel Mozzarella
- ➤ 3 Blätter Basilikum

Zutaten für das Dressing:

- ➤ Pfeffer
- ➤ Salz
- ➤ Öl
- ➤ Zitronensaft
- ➤ 1 Knoblauchzehe
- ➤ Etwas Balsamicoessig

Zubereitung:

Tomaten in Scheiben schneiden und auf einem Teller verteilen. Käse ebenfalls in Scheiben schneiden und darüber geben. Die Zutaten für das Dressing vermischen und über die Zutaten gießen. Mit etwas Basilikum abrunden.

Rezept Nr.55- Einfacher Spargel mit Spiegelei

Zeit: 18 Minuten

Schwierigkeitsgrad: Einfach

Zutaten:

- ➤ Pfeffer
- ➤ Öl
- ➤ Salz
- ➤ 1 Bund Spargel
- ➤ 2 Eier

Zubereitung:

Die holzigen Enden des Spargels abschneiden und danach für 12 Minuten in Salzwasser bissfest garen. Danach auf einen Teller geben und die Eier zu Spiegeleiern in der Pfanne braten. Spiegeleier auf den Spargel geben.

Rezept Nr.56- Low Carb Zucchini-Auflauf mit Tomaten

Zeit: 28 Minuten

Schwierigkeitsgrad: Einfach

Zutaten:

> ➤ Pfeffer
> ➤ Salz
> ➤ 200 g Feta
> ➤ 10 g Butter
> ➤ 500 g Tomaten
> ➤ 500 g Zucchinis

Zubereitung:

Tomaten und Zucchinis in dünne Scheiben schneiden und den Käse ebenfalls in mundgerechte Stücke verarbeiten. Danach Zucchini- und Tomatenscheiben auf eine Auflaufform geben und mit dem Käse toppen. Restliche Zutaten hinzufügen und bei 180 Grad für 22 Minuten schmoren lassen.

Rezept Nr.57- Low Carb Garnelen-Salat

Zeit: 15 Minuten

Schwierigkeitsgrad: Einfach

Zutaten:

- ➢ 200 g Garnelen
- ➢ 300 g Rucola
- ➢ ½ Tomate
- ➢ ½ Paprika
- ➢ 1 rote Zwiebel
- ➢ Öl
- ➢ Pfeffer
- ➢ Salz
- ➢ 1 Schuss Essig
- ➢ Zitronensaft

Zubereitung:

Die Garnelen für mindestens 5 Minuten in der Pfanne rösten. Rucola waschen und trocken schleudern. Das Gemüse ebenfalls putzen und klein schnippeln. Mit dem Rucola in eine Schüssel geben und danach mit den Garnelen toppen. Aus den übrigen Zutaten ein Dressing zubereiten und über den Salat gießen.

Rezept Nr.58- Low Carb Rinderpfanne

Zeit: 14 Minuten

Schwierigkeitsgrad: Einfach

Zutaten:

- ➤ Pfeffer
- ➤ 2 Zwiebeln
- ➤ Salz
- ➤ Öl
- ➤ 200 g Rinderfilet
- ➤ 1 Knoblauchzehe
- ➤ 1 Tl Sojasauce
- ➤ 2 El Sherry
- ➤ ½ Paprika

Zubereitung:

Knoblauch und Zwiebel fein hacken und in der Pfanne anrösten. Paprika und Rinderfilet in dünne Streifen schneiden. Beide Zutaten für 7 Minuten in der Pfanne anbraten und mit den übrigen Zutaten ablöschen. Für 3 Minuten einköcheln lassen vor dem Servieren.

Rezept Nr.59 Sautierte Pilze

Zeit: 6 Minuten

Schwierigkeitsgrad: Sehr einfach

Zutaten:

- ➢ Pfeffer
- ➢ Salz
- ➢ Kräuter nach Wahl
- ➢ 100 g Pilze
- ➢ 1 El Butter

Zubereitung:

Die Pilze in mundgerechte Scheiben schneiden und mit der Butter für 5 Minuten in der Pfanne anrösten. Mit Gewürzen und Kräutern toppen.

Rezept Nr.60- Leckerer Dattelaufstrich

Zeit: 4 Minuten

Schwierigkeitsgrad: Sehr einfach

Zutaten:

➢ 2 El Tahini
➢ 2 El Dattelsirup

Zubereitung:

Beide Zutaten in eine Schüssel geben und miteinander verrühren. Danach beliebig verwenden.

Rezept Nr.61- Avocado-Mousse

Zeit: 7 Minuten

Schwierigkeitsgrad: Sehr einfach

Zutaten:

> 1 Avocado
> 2-3 El Kakaopulver
> 2 El Kokosöl
> Etwas Agavendicksaft
> Etwas Mandelmilch

Zubereitung:

Avocado schälen und das Fruchtfleisch herausnehmen und in kleine Stücke schneiden. Danach in einer Schüssel mit den übrigen Zutaten zu einer gleichmäßige Mousse vermischen.

Rezept Nr.62- Gesundes Bananeneis

Zeit: 6 Minuten

Schwierigkeitsgrad: Einfach

Zutaten:

- ➢ 2-3 reife Bananen
- ➢ 1 El Kakaopulver
- ➢ 100 ml Kokosmilch

Zubereitung:

Alle Zutaten in einen Mixer geben und zu einer Creme pürieren. Danach in eine Schüssel geben und für 1 Stunde im Gefrierschrank kalt stellen.

Rezept Nr.63- Low Carb Kokos-Kekse

Zeit: 25 Minuten

Schwierigkeitsgrad: Einfach

Zutaten:

- ➢ Kokosflocken
- ➢ 2 Dotter
- ➢ 80 g Honig
- ➢ 80 ml Kokosmilch
- ➢ 2 El Kokosmehl
- ➢ 2 Eiklar
- ➢ ½ Backpulver
- ➢ 2 El Wasser

Zubereitung:

Alle Zutaten bis auf das Eiweiß in eine Schüssel geben und miteinander vermischen. Eiweiß steif schlagen und unterheben. Danach die Masse in Form von kleinen Klecksen auf ein Backblech mit Backpapier verteilen und im Ofen bei 200 Grad für 20 Minuten schmoren lassen.

Rezept Nr.64- Low Carb Energie-Snack

Zeit: 5 Minuten

Schwierigkeitsgrad: Einfach

Zutaten:

- ➤ 10 Datteln
- ➤ 10 Mandelsplitter
- ➤ Kokosflocken

Zubereitung:

Die Datteln mit den Mandelsplittern füllen. Danach Kokosflocken in eine Schüssel geben und die gefüllten Datteln darin wälzen.

Rezept Nr.65- Low Carb Schoko-Kuchen

Zeit: 30 Minuten

Schwierigkeitsgrad: Einfach

Zutaten:

- ➢ 10 Datteln
- ➢ 2 Eier
- ➢ 2 reife Bananen
- ➢ 2 El Kakaopulver
- ➢ 1 El Kokosmehl
- ➢ 1 Tl Erdnussmus

Zubereitung:

Alle Zutaten in eine Schüssel geben und zu einer homogenen Masse verarbeiten. Danach in eine Backblech fließen lassen und bei 180 Grad Umluft im Ofen für 20 Minuten schmoren lassen.

Rezept Nr.66- Schnelles Apfel-Zimt-Dessert

Zeit: 10 Minuten

Schwierigkeitsgrad: Einfach

Zutaten:

- ➤ Zimtpulver
- ➤ 2 Äpfel
- ➤ 1 Tl Honig
- ➤ ¼ Tasse Mandelsplitter
- ➤ Ein paar Rosinen

Zubereitung:

Die Äpfel schälen und danach in dünne Scheiben hobeln. Die restlichen Zutaten miteinander vermengen und mit etwas Wasser und den Apfelscheiben im Topf erhitzen. Nach 10 Minuten in passende Gläser abfüllen.

Abkürzungen

G	Gramm
TL	Teelöffel
MI	Milliliter
EL	Esslöffel(Suppenlöffel)
L	Liter
evtl.	Eventuell
n. B.	Nicht Benannt
Msp.	Messerspitze
Pck.	Packung
gestr.	gestrichen
gr.	Groß
Ggf.	Gegebenenfalls
TK	Tiefkühl
F	Fett
E	Eiweis
KH	Kohlenhydrat
Port	Portionen

Quellen:

1. Eigene Versuche
2. Versuche von Familie und Freunde
3. https://www.lowcarbrezepte.org
4. Chefkoch.de
5. Bilder wurden ausschließlich von https://pixabay.com/de verwendet.
6. Definition Anti – Aging = http://www.info-magazin.com/?suchbegriff=Anti-Aging Folgenden Vitaminen werden Anti – Aging Wirkungen Zugeschrieben = https://ogaenics.com

Rechtliches
Für Fragen und Anregungen:

info@rdw-traders-club.de

BUCHTITEL

Low Carb,

Kohlenhydrate waren gestern

Diät und Abnehmen

- schlank werden

- fettarme Diät

- wenig Kohlenhydrate

Ich Will - Low Carb

Aus der Serie

66 Rezepte zum Verlieben, Teil 4

Autoren M. Rockit

und

L. Müller

Auflage,1   JAHR 2017

Herausgeber dieses Buches ist

VERLAG: Rock die Wellen Traders Club

ADRESSE: An der Brenzbahn 6

PLZ, 89073 **ORT**, ULM

Ansprechpartner Rose, Marcus

Steueridentifikation: USt-IdNr.: DE306394148

Lektorat & Korrektorat: RDW – Traders CLUB

Cover: Germancreative -
(https://www.fiverr.com/germancreative)

ISBN: 978-1549687259

Druckerei: Amazon Media EU S.à r.l., 5 Rue Plaetis

L-2338, Luxembourg

Disclaimer-Alle Inhalte dieses Ratgebers/Kochbuches wurden nach bestem Wissen und Gewissen verfasst und nachgeforscht. Allerdings kann keine Gewähr für die Korrektheit, Ausführlichkeit und Vollständigkeit der enthaltenen Informationen gegeben werden. Der Herausgeber haftet für keine nachteiligen Auswirkungen, die in einem direkten oder indirekten Zusammenhang mit den Informationen dieses Ratgebers stehen.

Bücher Tipp

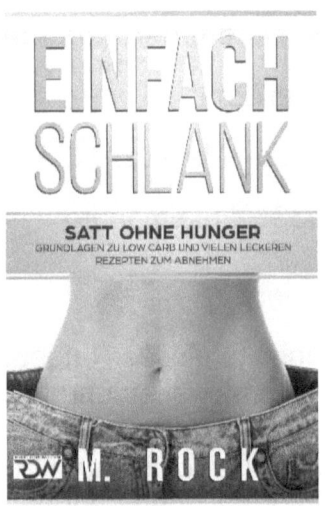

Hier geht's zu dem Buch Einfach Schlank

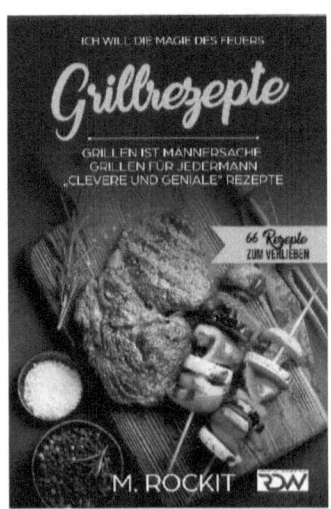

Hier geht's zu dem Buch Grill - Rezepte

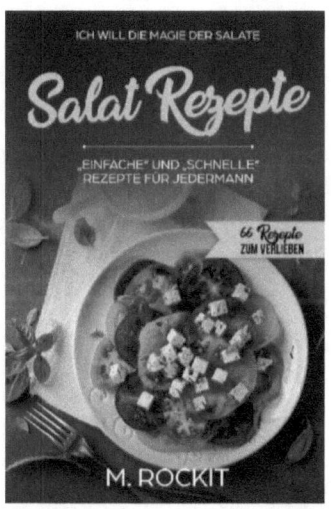

Hier geht's zu dem Buch Salat Rezepte

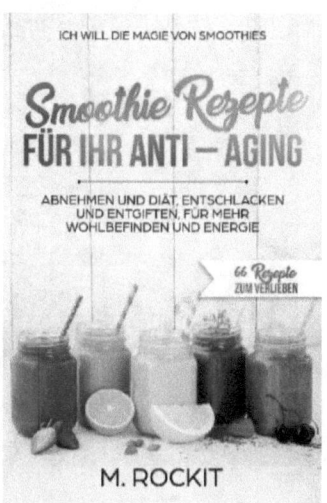

Hier geht's zu dem Buch Smoothie Rezepte

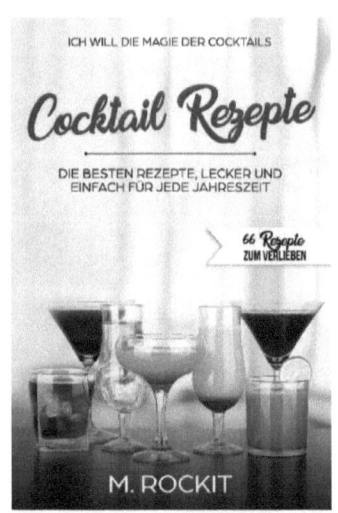

Hier geht es zu den Cocktail Rezepten

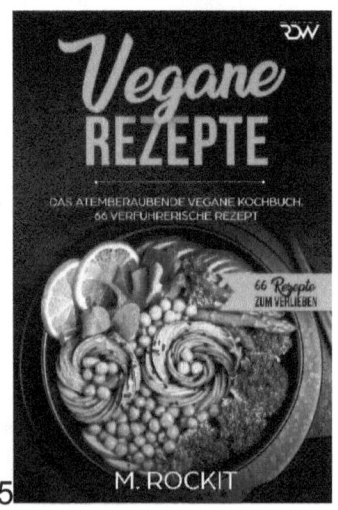

6,5

Hier geht's zum Buch Vegan Rezepte

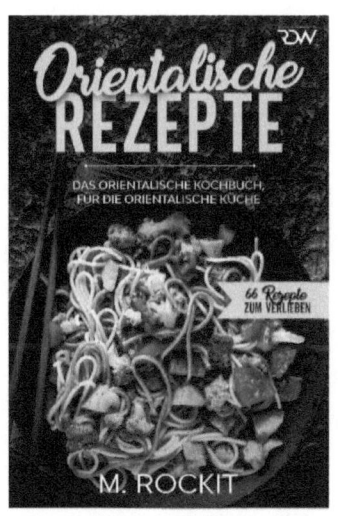

Hier geht's zum Buch Orientalische Rezepte

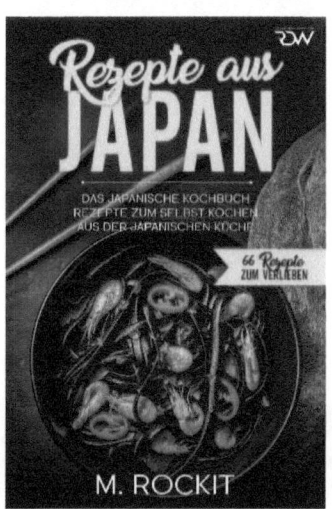

Hier geht's zum Buch Rezepte aus Japan

www.ingramcontent.com/pod-product-compliance
Lightning Source LLC
Chambersburg PA
CBHW050507290526
45786CB00006B/2469